Gesund & Fit zum Wunschgewicht

I0414080

DANIELA HERZBERG

ISBN-13: 978-1548391898
ISBN-10: 1548391898

INHALTSVERZEICHNIS

VORWORT ZUR DRUCKAUFLAGE

Als ich vor vielen Jahren zum ersten Mal die Informationen für die 5 Elemente Getreidekur zusammengetragen habe, die ich hier vorstelle, war mir noch gar nicht bewusst, wie vielseitig diese Kur wirklich ist. Damals ging es mir vor allem darum, eine Alternative zu Diäten und Fastenkuren vorzustellen, die aus Sicht der Chinesischen Medizin nicht die Mitte schwächt und wirklich dabei hilft, dauerhaft zum persönlichen Wohlfühlgewicht zu finden.

Dass man mit der 5 Elemente Getreidekur nicht nur den berüchtigten Jojo-Effekt ausschalten kann, sondern dass auch der Verdauungsapparat effektiv entschlackt und damit der Stoffwechsel optimiert wird, habe ich mittlerweile nicht nur an mir selbst, sondern auch durch viel Feedback von außen erfahren können – sei es von Menschen, die die Kur mit Hilfe meines ersten kleinen E-Books zu Hause ausprobiert haben oder von zahlreichen Gästen, die hier auf unserer Bio-Finca auf Teneriffa gekurt haben.

In Gesprächen mit unseren Kurgästen und Anwendern in unserem Forum habe ich immer wieder herausgehört, dass man sich nicht nur leckere und einfach zu kochende Getreiderezepte wünscht, sondern sich auch über eine gedruckte Version der Kur freuen würde. Deshalb habe ich mich nun hingesetzt und „Gesund & Fit zum Wunschgewicht" in ein ansprechendes Druckformat gebracht.

Ich wünsche mir, dass immer mehr Menschen mit Hilfe dieser einfachen Kur auf Basis der chinesischen 5 Elemente Ernährung dauerhaft zu ihrem persönlichen Wohlfühlgewicht finden.

Herzlichst
Daniela Herzberg

GETREIDE & SEINE EIGENSCHAFTEN

Getreide gilt bei der 5 Elemente Ernährung als wichtigste Nahrungsmittelgruppe. Es enthält eine für unseren Organismus leicht verwertbare Energie und versorgt alle Organe auf ausgewogene Weise. Jedes einzelne Getreidekorn speichert genug Energie in sich, um eine neue Pflanze wachsen zu lassen! Im Ganzen gekochtes, unverarbeitetes Getreide gehört seit Jahrtausenden zur täglichen Ernährung des Menschen, denn es macht satt, ist leicht verdaulich und hält lange vor.

Leider nehmen wir hier im Westen seit vielen Jahren eher verarbeitetes Getreide in Form von Brot oder Nudeln zu uns, anstatt uns frische Mahlzeiten aus dem ganzen Getreidekorn zuzubereiten. Diese leeren Kohlenhydrate schwächen aus Sicht der chinesischen Ernährungsphilosophie unsere Mitte und damit langfristig unsere Verdauung. Der Stoffwechsel wird träge und wir sammeln Schlacken in Form von Übergewicht, Ablagerungen oder Schleim im Körper an. Das führt dann dazu, dass wir uns schnell schlapp und energielos fühlen und uns allerlei Zipperlein plagen.

Aber auch bei den naturbelassenen Sorten ist aus Sicht der chinesischen Ernährungsphilosophie Getreide nicht gleich Getreide, obwohl alle Sorten mit ihrem eher süßlichen Geschmack und einer Qi-aufbauenden Wirkung prinzipiell das Erdelement und die Mitte unterstützen.

Roggen, Weizen, Hafer und Co. haben aber darüber hinaus auch eine bestimmte Wirkung auf andere Funktionskreise unseres Organismus und werden deshalb verschiedenen Elementen zugeordnet. In der nachfolgenden Tabelle wird die unterschiedliche Wirkung jeder Sorte aufgeführt. Außerdem wurden die Getreidesorten nach Element, Geschmack und Thermik eingeteilt.

DIE VERSCHIEDENEN GETREIDESORTEN & IHRE EIGENSCHAFTEN

Getreideart	Element	Eigenschaften
Amaranth glutenfrei	Erde	- trocknet Feuchtigkeit - stärkt die Lunge - Geschmack: süß/bitter - Thermik: warm
Buch-weizen glutenfrei	Feuer	- reinigt & stärkt den Dünndarm - regt den Appetit an - gut bei Blockaden der Verdauung & Verhärtungen im Bauchraum - Geschmack: süß / bitter - Thermik: erfrischend
Dinkel	Holz	- befeuchtet den Organismus - stärkt Milz & Bauchspeicheldrüse - bei Verdauungsproblemen aller Art - Geschmack: süß / sauer - Thermik: erfrischend
Emmer, Einkorn	Holz	- fördert die Yin-Energie im Körper - beruhigt den Geist - Geschmack: süß / sauer - Thermik: erfrischend
Gerste	Erde	- stärkt Milz & Bauchspeicheldrüse - reguliert Magen & Darm bei Durchfall & Völlegefühl - leitet Hitze aus, wirkt fiebersenkend - entzündungshemmend - Geschmack: süß / salzig - Thermik: erfrischend

Getreideart	Element	Eigenschaften
Grünkern	**Holz**	- gleicht Leberhitze aus - reguliert Feuchtigkeit im Körper - Geschmack: süß / sauer - Thermik: warm
Hafer	**Metall**	- gut bei Verdauungsstörungen - stärkt die Nerven - Geschmack: süß/scharf - Thermik: warm

Hirse
 	
glutenfrei
	Erde	- stärkt Magen, Milz & Nieren
		- gleicht Säureüberschuss aus,
		  deshalb gut bei Gastritis &
		  Darmentzündungen
		- besonders gut bei Pilzerkrankungen
		- Geschmack: süß / bitter / salzig
		- Thermik: erfrischend

Mais glutenfrei	**Erde**	- reguliert die Verdauung - stärkt den Magen - tonisiert die Nieren - Geschmack: süß - Thermik: neutral
Quinoa glutenfrei	**Erde**	- stärkt den gesamten Körper - tonisiert das Nieren-Yang - energetisiert die Körperfunktionen - Geschmack: süß / bitter/ sauer - Thermik: warm

Getreideart	Element	Eigenschaften
Reis glutenfrei	**Metall**	- besänftigt den Magen, vermindert den Appetit - hilft, Toxine auszuscheiden - erhöht das Qi im Körper - gut bei Neurodermitis, Akne und anderen Hauterkrankungen - Geschmack: süß / scharf - Thermik: neutral
Roggen	**Feuer**	- entspannt Leber, Galle & Milz - trocknet Feuchtigkeit im Körper - reinigt die Arterien & hilft beim Muskelaufbau - Geschmack: süß/bitter - Thermik: neutral
Weizen, Kamut	**Holz**	- fördert die Yin-Energie im Körper - befeuchtet die Nieren - fördert Wachstum, Stärke & Gewichtszunahme - Geschmack: süß / sauer - Thermik: erfrischend
Wildreis glutenfrei	**Wasser**	- nährt Nieren & Blase - wirkt harntreibend - Geschmack: süß / salzig - Thermik: neutral

GESUND & FIT MIT DER 5 ELEMENTE GETREIDEKUR

Eine 5 Elemente Getreidekur entlastet Körper und Geist, hilft dabei, Giftstoffe und Schlacken aus dem Körper zu leiten, ist ein guter Start für eine Ernährungsumstellung und hilft beim abnehmen, ohne die Milz zu schwächen.

Man sollte versuchen, die Kur mindestens 10 Tage durchzuhalten - es spricht nichts dagegen, den Zeitrahmen auf 21 Tage oder mehr auszuweiten.

Die Gerichte lassen sich gut vorbereiten, denn man kann das Getreide ruhig für mehrere Tage vorkochen und im Kühlschrank aufheben. Auch die Obstkompotte lassen sich im Voraus vorbereiten. Meine Rezeptvorschläge sind meistens nur für eine Portion ausgelegt, lassen sich aber recht einfach auf größere Mengen umrechnen. In der Regel koche ich das komplette Getreide für einen oder mehrere Tage vor und spare so bei der Zubereitung der einzelnen Gerichte ordentlich Zeit.

Vorbereitete Getreidemahlzeiten lassen sich übrigens auch prima mit zur Arbeit nehmen und dort aufwärmen (aber bitte nicht in der Mikrowelle!).

FÜR WEN MACHT DIE KUR SINN?

Bei der Kur handelt es sich um echte Schonkost für Magen, Milz und Darm, die die Verdauung nicht belastet. Sie lässt sich deshalb recht universal anwenden, z.B.

- zum Start einer Ernährungsumstellung
- zum Entgiften des Verdauungstraktes
- bei geschwächtem Milz-Qi
- bei Feuchtigkeit im Körper (Ödeme, Schleimbildung, Ablagerungen in Gelenken und Blutgefässen, etc.)
- bei Übergewicht, das nicht weichen will
- bei entzündlichen Prozessen im Körper (vor allem, wenn sie die Verdauungsorgane Dünndarm, Zwölffingerdarm, Dickdarm, Leber, Gallenblase, Magen, Milz oder Bauchspeicheldrüse betreffen)
- bei starken Nahrungsmittelunverträglichkeiten zur Stärkung der Mitte

SO FUNKTIONIERT ES

Man wählt eine Getreidesorte aus (vorzugsweise glutenfrei), die man mit Gemüse, Obst, Kräutern, Gewürzen und kleinen Mengen Samen und Hülsenfrüchten ergänzt. Bei einer sehr schwachen Mitte bitte die Getreidesorte während der Kur nicht ändern, sondern bei dem einmal gewählten Getreide bleiben. Ansonsten darf man ruhig ab und an wechseln, allerdings sollte man auf jeden Fall bei einer Getreidesorte pro Tag bleiben.

Zubereitung:

Entweder wird das Getreide einfach mit der doppelten Menge Wasser gekocht oder als Congée zubereitet (1 Tasse Getreide auf 5-6 Tassen Wasser, 2 - 4 Stunden köcheln lassen, bis es zerfällt - je länger gekocht, je energiereicher das Congée)

Das gekochte Getreide oder auch das Congée wird mit gedünstetem Gemüse oder Obstkompotten ergänzt. Nach Geschmack mit Gewürzen und Kräutern würzen. Für eine bessere Sättigung kleine Mengen Nüsse, Samen, gekochte Hülsenfrüchte oder auch Tofu zufügen.

Mahlzeiten:

Man nimmt drei Mahlzeiten am Tag zu sich, die man gut kauen sollte. Für das Frühstück werden am besten etwa 80 - 100 g gekochtes Getreide mit leicht süßen Obstkompotten kombiniert, denn am Morgen bekommen uns süß schmeckende Getreidegerichte besonders gut und stärken vor allem Magen, Milz und Bauchspeicheldrüse. Das verhindert dann, dass uns den restlichen Tag über Süßgelüste plagen.

Mittags gibt es die gehaltvollste Mahlzeit. 100 - 150 g gekochtes Getreide werden mit gedünstetem Gemüse, Sprossen, Hülsenfrüchten oder Tofu, Gewürzen und Kräutern zu leckeren Pfannengerichten oder lauwarmen Salaten kombiniert.

Am Abend sollte man den geringsten Getreideanteil zu sich nehmen - etwa 20 - 50 g gekochtes Getreide in eine leckere Gemüsesuppe gerührt reichen aus, damit uns nachts nicht der Hunger plagt. Gleichzeitig muss sich unser Organismus nicht zu sehr mit dem Verdauen herum plagen, sondern kann sich nachts ganz auf die Regeneration konzentrieren.

Mengen pro Tag:
- max. 150 g Getreide (ungekocht gewogen)
- gedünstetes Gemüse, so viel man mag
- max. 500 g Obstkompotte (ungesüßt!)
- mindestens 1,5 - 2,5 Liter Flüssigkeit (vorzugsweise Kräutertee, Suppen, warmes Wasser)

Welche Nahrungsmittel sollte man während der Kur vermeiden:
Alle Arten von tierischen Produkten (Fleisch, Fisch, Eier, Butter, jede Art von Milchprodukten), gebratene und panierte Speisen, sehr scharfe Gewürze, Brot, Süßigkeiten, Kuchen, Zucker, Kaffee, Schwarztee, Alkohol, Nikotin, Fertigprodukte, Konserven, gesättigte Fette (Margarine, raffinierte Öle), Salz bitte nur sehr sparsam verwenden.

WERTVOLLE TIPPS ZUR GETREIDEZUBEREITUNG

- Kochen Sie die komplette Tagesration an Getreide immer schon am Abend vorher vor. So haben Sie am Morgen weniger Arbeit mit dem Frühstück und können die Mittagsmahlzeit zum Beispiel fürs Büro besser vorbereiten. Wenn man ganz wenig Zeit hat, kann man das Getreide auch für mehrere Tage im Voraus kochen und dann in Tagesrationen abfüllen.
- Gekochtes Getreide niemals im Topf aufheben, in dem es gekocht wurde. Umgefüllt behält es besser den Geschmack und den Biss.
- Wenn man das Getreide für 8-12 Stunden einweicht, wird es leichter verdaulich und energiereicher, weil der Keimprozess so in Gang gesetzt wird.
- Röstet man das Getreide vor dem Kochen trocken an, entzieht man ihm Feuchtigkeit. Außerdem wird es so yangisiert (gut bei Mangelsymptomen & Energielosigkeit) und seine Wirkung ist alkalischer (gut bei Übersäuerung!).
- Bewahren Sie ungekochtes Getreide in luftdichten Behältern an einem trockenen und kühlen Ort auf. Getreide wie Dinkel, Weizen, Emmer oder Kamut haben eine sehr robuste Außenhülle und lassen sich locker mehrere Jahre lang aufheben. Reis und andere Getreidesorten kann man in der Regel bis zu zwei Jahre lagern, Hirse wird deutlich schneller ranzig.

Getreide richtig kochen

Bitte Getreide immer nur mit soviel Flüssigkeit kochen, wie das Getreide auch wirklich aufnehmen kann. Bei den meisten Getreidesorten ist das Verhältnis 2:1 (2 Teile Flüssigkeit auf 1 Teil Getreide) gerade richtig, Vollkornreis braucht meistens ein wenig mehr Wasser (2,5:1), Basmatireis weniger (1,5:1).

Wer sein Getreide in zu viel Flüssigkeit kocht und diese dann abschüttet, schüttet eine Menge der Nährstoffe mit dem Kochwasser weg.

WELCHES GETREIDE FÜR WELCHE KONSTITUTION?

Konstitution	Beschreibung	Getreide
Excess	Robuste, extrovertierte Personen mit einer lauten Stimme und ausgeprägtem Puls, dickem Zungenbelag und leicht rötlicher Gesichtsfarbe	Amaranth, Roggen, Vollkorngerste (keine Perlgerste!) Wildreis
Mangel	Eher zerbrechliche, geschwächte Personen mit einem Mangel an Energie, introvertiertem Auftreten mit schwacher, leiser Stimme, blassem Gesicht, keinem oder wenig Zungenbelag	Verträgt fast alle Getreidesorten, besonders gut sind Reis, Vollkornweizen, Perlgerste, Dinkel, Hafer & Quinoa
Hitze	Person klagt über Hitze im Körper, hat viel Durst auf vor allem sehr kalte Getränke, Zunge ist leuchtend oder dunkelrot mit gelblichem Belag, rotes Gesicht oder rote Augen	Neutral-erfrischende Getreidesorten wie Hirse, Weizen, Wildreis, Mais & Vollkorngerste
Kälte	Person friert ständig und braucht immer einen extra Pullover, bevorzugt warmes Essen und warme Getränke, mit eher blasser Gesichtsfarbe, wirkt in sich zusammengezogen, oft mit lokalen Schmerzen an einer bestimmten Stelle	Quinoa, Hafer, Süßreis, Basmatireis, Dinkel, Roggen, Mais, Buchweizen

Konstitution	Beschreibung	Getreide
Feuchtigkeit	Person fühlt sich lustlos und träge, mit Feuchtigkeitssymptomen wie Ödemen, Übergewicht, chronischer Verschleimung der Atemwege, Harnwegerkrankungen, einer Neigung zur Zystenbildung und Tumoren	Amaranth, Buchweizen, Vollkorngerste, Mais, Roggen, Wildreis, kleine Mengen Basmatireis und gerösteter Hafer
Trockenheit	Meist eher dünne Menschen mit trockenem Mund, Nasenschleimhäuten, Lippen und Haut und eher trockenem Stuhlgang	Vollkornweizen, Reis, Süßreis, Quinoa, Hirse, Dinkel, lang gekochter Hafer
Wind	Nervöse, eher instabile Persönlichkeiten mit unregelmäßig auftretenden Symptomen wie Krämpfen, Lähmungen, Taubheitsgefühl, Schlaganfälle	Quinoa, Hafer, Weizen (Buchweizen bitte vermeiden!)

REZEPTE

Die nachfolgenden Rezepte sollen als Anregung gelten - der Phantasie sind fast keine Grenzen gesetzt, so lange man sich bei der Kur an die angegebene Getreidemenge hält. Wer vorrangig abnehmen will, kann die Menge an Getreide maximal um weitere 20% reduzieren, wer auf keinen Fall abnehmen möchte, sollte dagegen die Getreidemenge um 20% erhöhen und außerdem auch den Anteil an gesunden Fetten und pflanzlichen Proteinen nach oben setzen.

Wer starke Verdauungsprobleme hat und sich nach den meisten Mahlzeiten schlapp und energielos fühlt, sollte bei der Kur nur glutenfreies Getreide verwenden. Bei einer sehr schwachen Mitte ist generell Vollkorngetreide keine besonders gute Idee.

Die etwas aufwendigeren Rezepten sind in der Regel für 4 Portionen ausgelegt, damit sich der Aufwand bei der Zubereitung auch lohnt. Am besten direkt nach dem Kochen in die entsprechenden Portionen aufteilen und im Kühlschrank für später aufbewahren.

Anmerkung für Kenner der 5 Elemente Küche:
Jedes der nachfolgenden Rezepte ist im produktiven Elementezyklus zubereitet und beinhalten Zutaten aus den fünf Elementen Holz(sauer), Feuer (bitter), Erde (süß), Metall (scharf) und Wasser (salzig).
Dabei werden die Zutaten in einer bestimmten, harmonischen Reihenfolge hinzugefügt.

Der Schwerpunkt der Zutaten liegt bei der Getreidekur übriges eindeutig im Erdelement, weil es ja aus Sicht der Chinesischen Medizin primär darum geht, die Mitte und damit die Erd-Organe Magen, Milz und Bauchspeicheldrüse zu stärken.

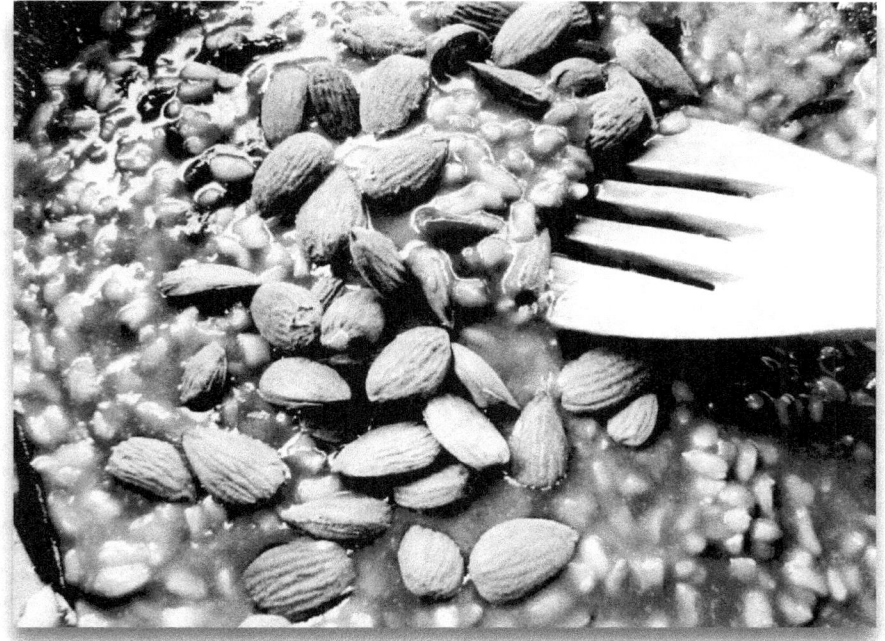

FRÜHSTÜCK - GETREIDE MIT PFLAUMEN & MANDELN

Zutaten für eine Portion:

- 80 - 100g gekochtes Getreide
- 6-7 Esslöffel Pflaumenkompott & 100 ml Pflaumensaft
- ½ Teelöffel Leinöl
- je nach Geschmack Ingwer, Kardamom, Koriander und Nelke
- 1 Prise Meersalz
- abgeriebene Schale einer halben Zitrone
- eine Prise Kakao
- 2 Esslöffel geröstete ganze Mandeln

Kompott und Saft erhitzen, mit den Gewürzen nach Geschmack würzen. Eine Prise Salz dazu geben. Zitronenschale und Kakao dazu und sanft köcheln lassen. Mit Leinöl, Getreide und Mandeln vermischen und warm essen.

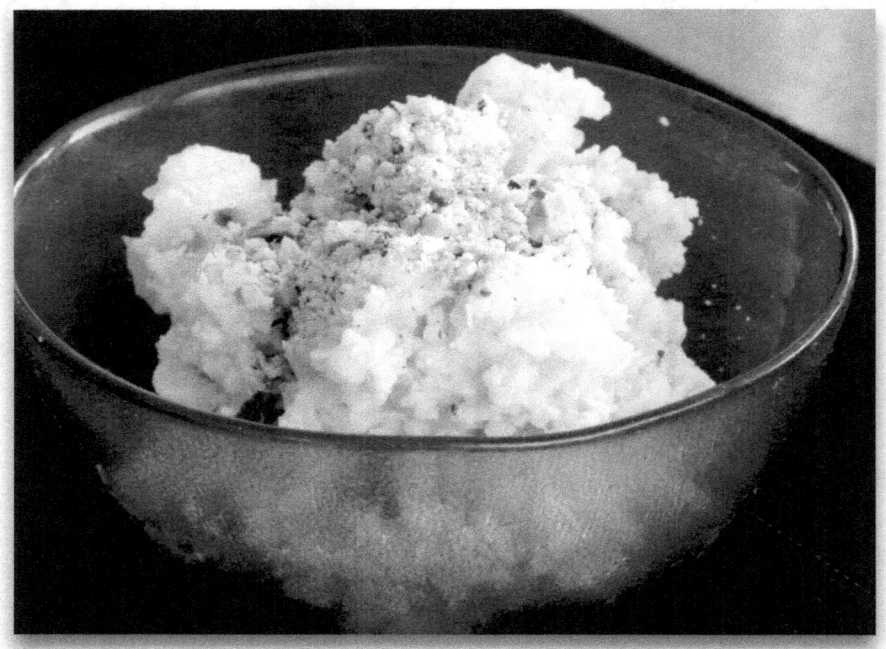

FRÜHSTÜCK - KLASSISCHER GETREIDEBREI

Zutaten für 1 Portion:

- 120 ml Getreide- oder Saatenmilch (zum Beispiel Hafer, Mandel)
- 50 g Hirse oder z. B. auch Reis oder Quinoa
- 25 g grob gehackte geröstete Haselnüsse
- 1 Teelöffel Kokosblütenzucker oder Ahornsirup
- 1 Teelöffel Kokosöl
- 1 Messerspitze gemahlener Kardamom
- 1 Prise Meersalz
- 1 Messerspitze abgeriebene Zitronenschale
- 1 Prise Kakao

Milch und Hirse zusammen mit Kardamom, Salz, Zitronenschale und Kakao in einem Topf aufsetzen und aufkochen. Dann die Temperatur herunterschalten und auf kleiner Flamme etwa 12 – 15 Minuten köcheln lassen, bis die Milch fast komplett verdampft ist und die Hirsekörner sich leicht geöffnet haben. Den Topf abdecken, vom Herd nehmen und 10 Minuten quellen lassen. Dabei immer mal wieder mit einer Gabel auflockern, damit die Hirse nicht zu sehr aneinander klebt.

In der Zwischenzeit Kokosöl in einer Pfanne erhitzen, Kokosblütenzucker und Haselnüsse dazu geben und unter ständigem Rühren karamellisieren lassen. Mit der gekochten Hirse vermischen und warm servieren.

FRÜHSTÜCK - SALZIGER PORRIDGE

Für 2 Portionen 1 große Tasse feine Haferflocken in 4 Tassen Wasser oder Getreidemilch mit ¼ Teelöffel Meersalz kochen, während des Kochens ständig umrühren, damit es eine feine cremige Konsistenz ergibt. Ein Spritzer Zitronensaft und eine Messerspitze Kakaopulver dazugeben und mit ein wenig Ghee oder kalt gepresstem Kokosöl vor dem Servieren verfeinern.

Zubereitung im Thermomix: Alle Zutaten in den Mischtopf geben und 11 Minuten bei 90 Grad und Stufe 1,5 (Rührmodus) kochen.

EXTRA-TIPP: Wer Feuchtigkeit oder Kälte im Körper hat, sollte die Flocken kurz trocken anrösten, bevor sie in die Getreidemilch oder das Wasser eingerührt werden.

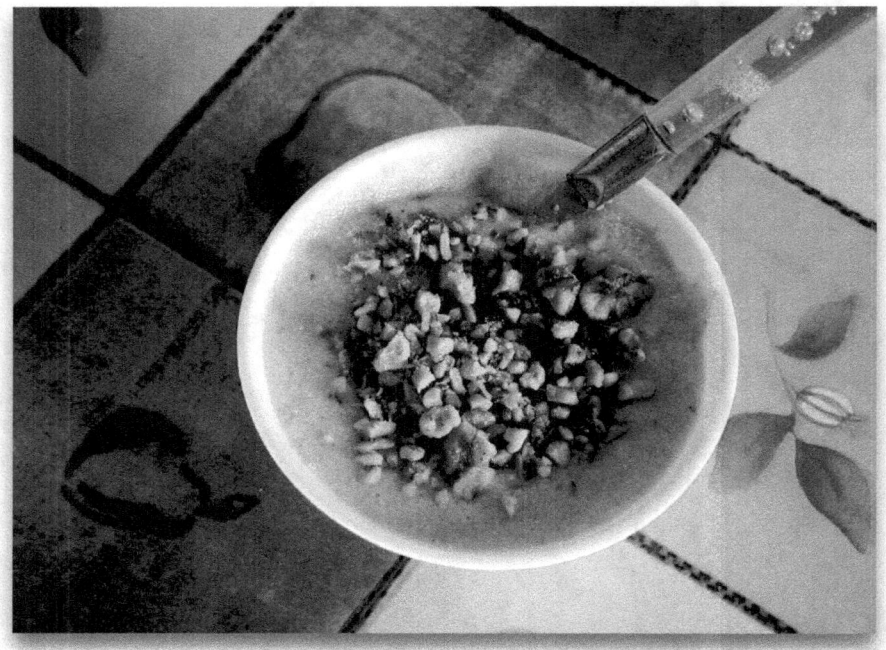

FRÜHSTÜCK - GRIESSBREI

Zutaten für eine Portion:

- 4 Esslöffel Getreidegrieß (z.B. Dinkel, Kamut oder Polenta)
- 2 Esslöffel Trockenfrüchte z. B. Rosinen oder Nüsse
- 1 Teelöffel Mandelmus
- 1 Messerspitze Ingwerpulver
- ¼ Teelöffel Zimt
- 1 Messerspitze gemahlener Kardamom
- 250 ml Hafer-Vanille- oder Reismilch
- 1 Prise Meersalz
- 1 Spritzer Zitronensaft
- ½ Teelöffel gemahlene Chiasamen

Getreidemilch in einem Topf erhitzen. Grieß unter ständigem

Rühren einrieseln lassen. Dann restliche Zutaten bis auf die Trockenfrüchte dazu geben und alles kurz aufkochen lassen. Danach bei niedriger Hitze etwa 5 Minuten quellen lassen (… die Dauer hängt ein bisschen von der Grießsorte ab...). Vor dem Servieren Mandelmus unterrühren und mit Trockenfrüchten bestreuen.

FRÜHSTÜCK - HIRSE-MANDEL-MIX

Zutaten für eine Portion:

- 80 - 100 g gekochte Hirse (oder eine andere Getreidesorte)
- 4 Esslöffel Mandelblättchen
- 1 Esslöffel Ahornsirup oder Palmhonig
- 6 Esslöffel ungesüßtes Apfelkompott
- 1 Messerspitze Lebkuchengewürz
- 1 Prise Meersalz
- 1 Teelöffel Zitronensaft
- Kakaopulver

Mandelblättchen in einer Pfanne trocken anrösten, bis sie eine schöne goldgelbe Farbe angenommen haben. Lebkuchengewürz und Salz darüber stäuben und alles gut vermischen. Nun Zitronensaft, Kakaopulver und Apfelkompott untermischen. Zum Schluß noch die gekochte Hirse dazu geben und alles erwärmen. Vor dem Servieren den Ahornsirup oder Palmhonig über die Mischung träufeln.

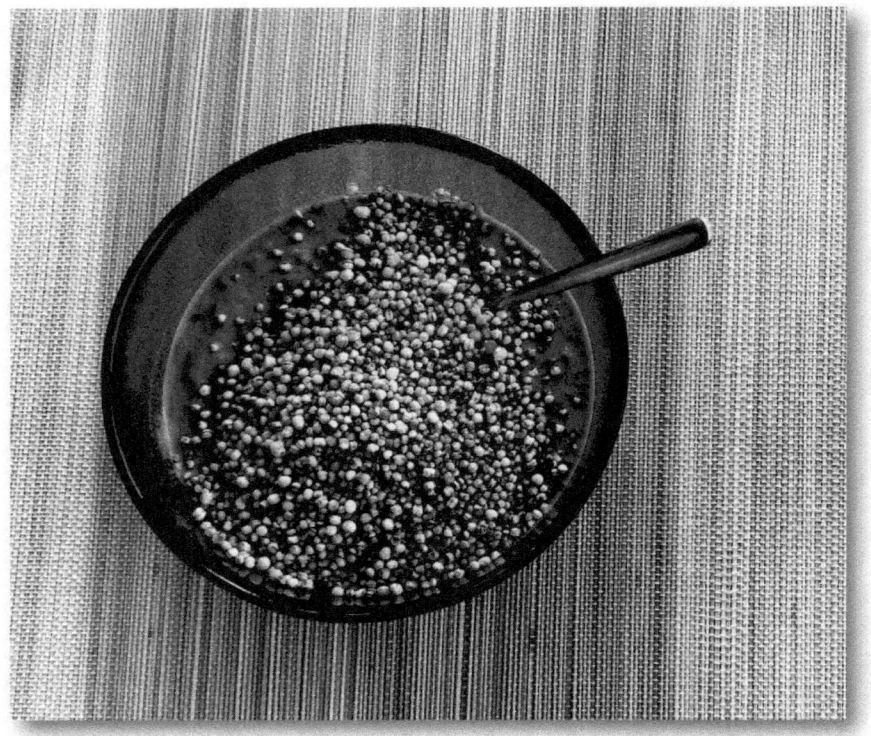

FRÜHSTÜCK - QUINOA-CONGEE MIT APRIKOSENKOMPOTT

Zutaten für 1-2 Portionen:

- 50 g Quinoa (oder auch jede andere beliebige Getreidesorte)
- 300 ml Hafermilch
- 1 Messerspitze Muskatnuss
- 1 Prise Meersalz
- 1 Spritzer Zitronensaft
- 1 Teelöffel gequetschter Mohn
- 150 g frische Aprikosen
- 1 Vanillestange
- 50 ml Sojasahne

Quinoa mit Hafermilch aufsetzen und solange kochen lassen, bis der Quinoa fast komplett zerfallen ist (dauert mindestens 2 Stunden...). Aprikosen entsteinen und putzen, Vanillestange aufschlitzen und beides zusammen in einem Topf etwa 10 – 15 Minuten garen. Eventuell mit ein wenig Agavendicksaft abschmecken, falls die Aprikosen nicht süß genug sind. Vanillestange entfernen und gekochte Aprikosen pürieren.

Muskatnuss, Salz, Zitronensaft und Mohn zum Congee geben, dann das Kompott unterrühren und das Ganze kurz aufkochen. Zum Schluß die Sojasahne einrühren (nicht mehr kochen lassen!)

Wer mag, kann vor dem servieren noch 1-2 Esslöffel gepoppten Quinoa über das Congee geben.

EXTRA-TIPP: Man kann das Congee auch auf Vorrat kochen, ebenso wie das Aprikosenkompott und gut verschlossen in separaten Gefäßen im Kühlschrank für einige Tage aufheben.

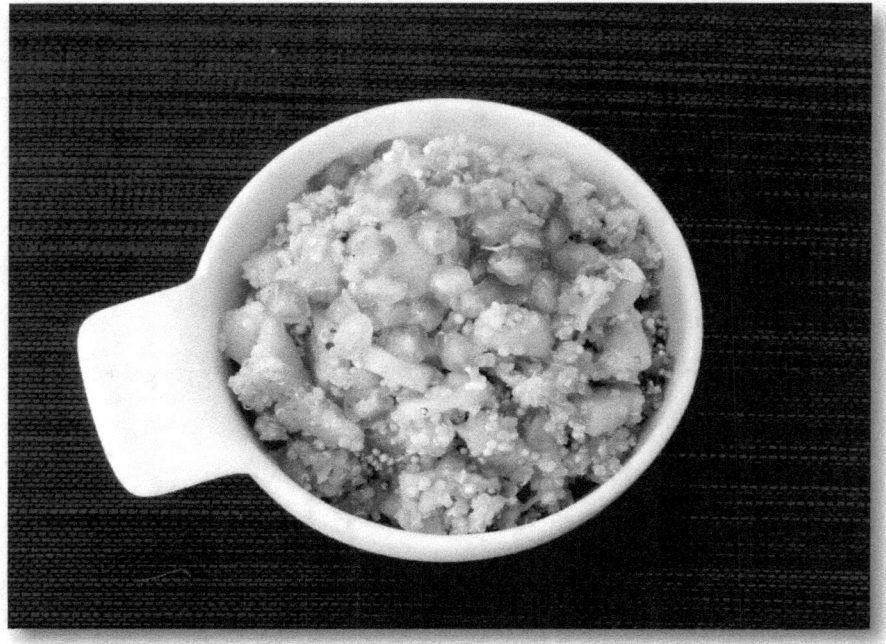

FRÜHSTÜCK - QUINOA MIT APFELKOMPOTT & GRANATAPFEL

Zutaten für 1 - 2 Portionen:

- ca. 100 g gekochter Quinoa (oder eine andere Getreidesorte)
- 2 mittelgroße Äpfel
- 1 Teelöffel kalt gepresstes Kokosöl
- 1 Esslöffel Agavendicksaft
- 1 Prise gemahlener Kardamom
- 1 Prise gemahlener Ingwer
- 1 Prise Meersalz
- 2 Esslöffel Orangensaft
- 1 Esslöffel gerösteter Buchweizen
- 1 – 2 Esslöffel frische Granatapfelkerne

Äpfel schälen und in Würfel schneiden. In einer Pfanne das Kokosöl schmelzen, den Agavendicksaft dazu geben und das Ganze leicht karamellisieren lassen (die Mischung wirft Blasen und nimmt eine goldgelbe Farbe an). Dann Apfelstücke, Kardamom, Ingwer und Salz dazu geben und mit dem Orangensaft ablöschen. Bei milder Hitze etwa 5 Minuten dünsten lassen. Nun den Buchweizen darüber streuen und den gekochten Quinoa unterheben und erwärmen. Vor dem Servieren mit den Granatapfel-Kernen bestreuen.

FRÜHSTÜCK - HAFER-AMARANTH-CRUNCH

50 g Amaranth in einer Pfanne ohne Fett unter ständigem Rühren poppen lassen (aufpassen, die Körner sind so klein, dass sie schnell anbrennen!). Temperatur herunter drehen, 250 g Haferflocken dazu geben und ebenfalls kurz anrösten. 4-5 Esslöffel Reissirup und 2 Esslöffel Wasser über die Mischung geben und karamellisieren lassen. Zum Schluß noch ein wenig frisch geriebene Limettenschale und etwas Kakaopulver untermischen und in der Pfanne gut auskühlen lassen. In ein großes, luftdichtes Glas füllen. Hält sich mehrere Wochen.

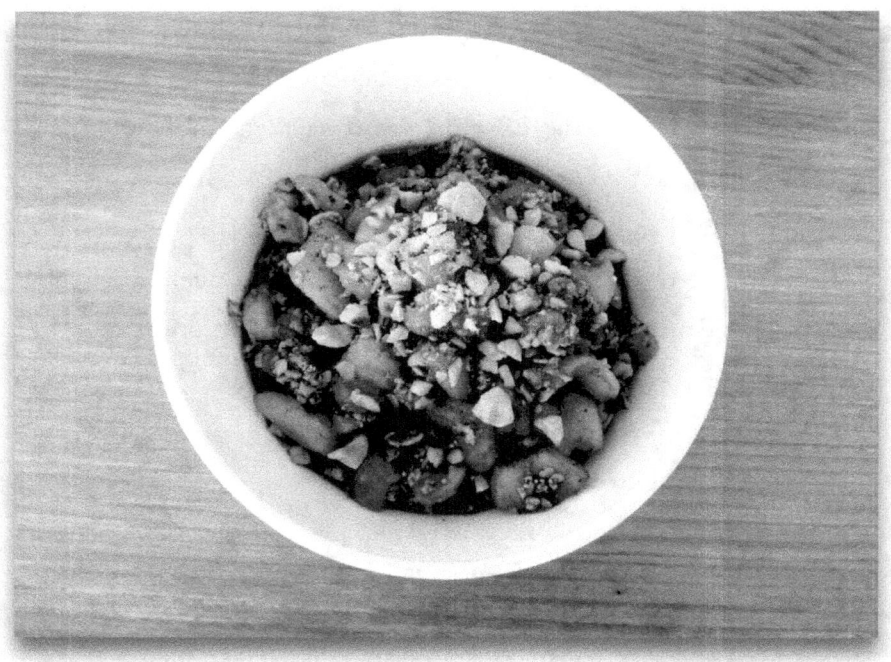

FRÜHSTÜCK - BIRNEN MIT WALNÜSSEN & HAFER-AMARANTH-CRUNCH

Zutaten für eine Portion:

- 2 Birnen
- 3 Esslöffel Walnüsse, grob gehackt
- 1 Esslöffel Ahornsirup
- 1 Teelöffel kalt gepresstes Kokosöl
- ¼ Teelöffel Zimt
- 1 Prise Meersalz
- 1 Teelöffel Limettensaft
- 1 Prise Kakaopulver
- 50 g Hafer-Amaranth-Crunch (Rezept siehe Seite 26)

Birnen schälen und in Scheiben schneiden.

Kokosöl in einer Pfanne erhitzen, Ahornsirup dazu geben und leicht karamellisieren lassen. Nun die gehackten Walnüsse dazu geben und in dem Ahornsirup anrösten. Mit Zimt bestäuben, Salz, Limettensaft und Kakaopulver dazu fügen. Nun die Birnen in die Pfanne geben und etwa 3-5 Minuten bei sanfter Hitze dünsten.

Vor dem Servieren den Hafer-Amaranth-Crunch unterheben.

Warum das Frühstück bei der Getreidekur so wichtig ist…

In der Zeit zwischen 07:00 - 11:00 Uhr morgens haben Magen, Milz und Bauchspeicheldrüse aus Sicht der Chinesischen Medizin ihre beste Zeit und können die aufgenommene Nahrung besonders gut verwerten. Ein warmes Frühstück auf Basis von gekochtem Getreide beugt effektiv Heißhunger-Attacken vor und legt den Grundstock für eine gute Verdauung und einen ausgeglichenen Stoffwechsel am restlichen Tag.

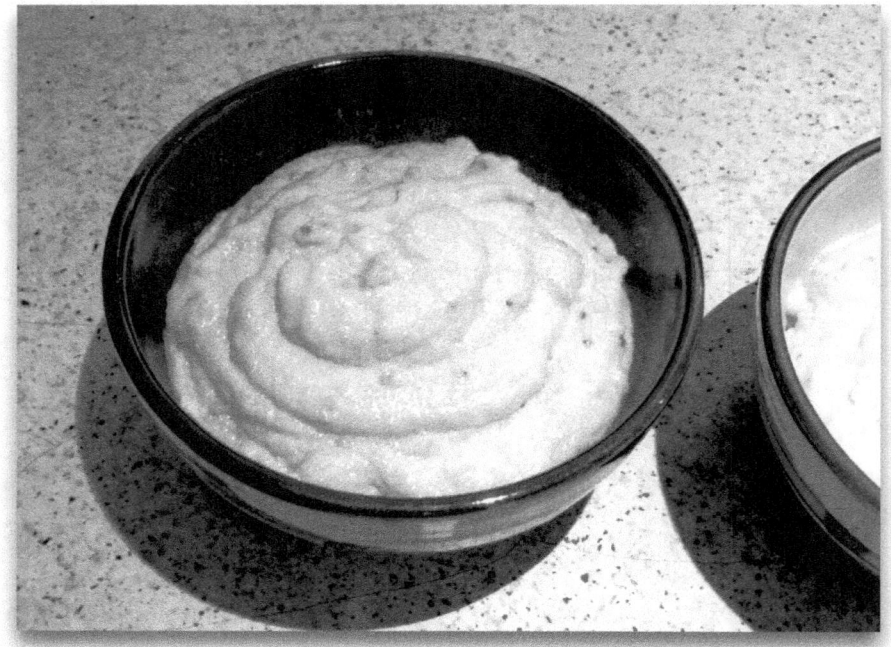

FRÜHSTÜCK - KOKOS-CHIA-POLENTA

Zutaten für eine Portion:

- 30 g Polenta

- 1 Esslöffel Agavendicksaft

- 1 Messerspitze Kardamom

- 1 Prise Meersalz

- 2 Esslöffel Orangensaft

- 1 Esslöffel Chiasamen

- 150 ml warmes Wasser

- 150 ml Kokosmilch

Chiasamen in warmem Wasser 10 Minuten einweichen. Dann zusammen mit der Kokosmilch in einen Topf geben und erhitzen. Polenta einrieseln lassen und kurz aufkochen, bis das Ganze schön andickt. Dann mit den restlichen Zutaten abschmecken und servieren.

FRÜHSTÜCK - SCHNELLES OBSTKOMPOTT

1 Kilo Obst waschen, bei Bedarf schälen und in Würfel schneiden. Mit etwas Zitronensaft beträufeln. In einem ausreichend großen Topf mit 6 Esslöffel warmem Wasser, 1 Teelöffel Kokosfett, einer Zimtstange und einer Prise Salz aufsetzen und bei geschlossenem Deckel weich garen lassen. Zimtstange rausnehmen und das Ganze mit dem Pürierstab sämig pürieren. Wer es gerne ein wenig süßer mag, kann nach dem Kokosfett 1 Esslöffel Honig oder 2 Esslöffel Reis- oder Gerstenmalz zufügen.

Welches Obst für welche Konstitution:

Wenn Sie leicht frieren:

wärmend/neutral wirkende Obstsorten wie Pfirsich, Aprikose, Süßkirsche, fast alle Beerenfrüchte, frische Feige, Granatapfel, Kumquat, Mirabelle, Pflaume, Papaya, Trauben

Wenn Ihnen eher zu warm ist:

kühlend/erfrischende Obstsorten wie Ananas, Apfel, alle Zitrusfrüchte, Birne, Holunder, Sauerkirsche, Melone, alle Südfrüchte, Rhabarber, Quitte, Kiwi, Johannisbeere, Cranberry

FRÜHSTÜCK - KLASSISCHER HIRSEBREI

Zutaten für eine Portion:

- 50 g Hirse
- 1 Teelöffel kalt gepresstes Kokosöl oder Ghee
- 1 Teelöffel Agavendicksaft
- 3 Esslöffel Obstkompott (ohne Zucker!)
- je 1 Messerspitze Zimt & Kardamom
- 1 Prise Meersalz
- einige Spritzer Zitronensaft
- 1 Messerspitze Kakaopulver

Hirse in einem Topf kurz trocken anrösten, dann mit 100 ml Wasser aufgießen und etwa 15 Minuten sanft köcheln lassen, bis das Wasser fast komplett aufgesaugt worden ist. Dann mit geschlossenem Topfdeckel und abgeschaltetem Herd weitere 5-10 Minuten quellen lassen bis die Hirse ganz weich ist, aber noch ein wenig Biss hat.

In einer Pfanne Kokosöl oder Ghee zerlassen, Agavendicksaft, Zimt und Kardamom dazugeben und anschwitzen, bis der Dicksaft leicht karamellisiert und die Gewürze zu duften beginnen. Dann Salz, Zitronensaft, Kakaopulver und die gekochte Hirse dazu geben und unter ständigem Rühren erwärmen. Pfanne vom Herd nehmen und das Kompott unterrühren, damit es sich leicht erwärmt. Wer mag, kann das Ganze noch etwas gehaltvoller machen, indem er ein paar geröstete Sonnenblumenkerne, Sesam, Rosinen oder Mandeln unterrührt.

HERZHAFTE GETREIDEGERICHTE ZU MITTAG

MITTAGESSEN - GEMÜSE-GETREIDEPFANNE MIT TOFU

Zutaten für eine Portion:

- 100 - 150 g gekochtes Getreide
- 1 kleine Zucchini
- 1 kleine Möhre
- 1 kleine Zwiebel
- milder Curry
- Gomasio (Mischung aus Meersalz und Sesam)
- 3 - 4 Esslöffel gekochte Kichererbsen
- 100 g frische Sojasprossen
- ¼ Teelöffel geräuchertes Paprikapulver
- 100 g Tofu
- 1 Esslöffel geröstetes Sesamöl

Zucchini, Möhren und Zwiebel in ganz kleine Würfel schneiden und im Sesamöl kurz andünsten. Mit einer Messerspitze Curry bestäuben, Kichererbsen dazu geben und mit Gomasio würzen. Das Ganze mit einer halben Tasse Wasser aufgießen. Gemüse bissfest dünsten, dann die Keimlinge und Paprikapulver dazu geben und gut unterheben, Topf vom Herd nehmen und durchziehen lassen.

Den Tofu in Würfel schneiden, mit Curry bestäuben und in 2 Esslöffel Gomasio wälzen. In einer Pfanne rundherum anbraten und zusammen mit dem gekochten Getreide kurz vor dem Servieren unter das Gemüse mischen. Alternativ kann man auch andere Gemüsesorten wie zum Beispiel Paprika, grünen Spargel verwenden.

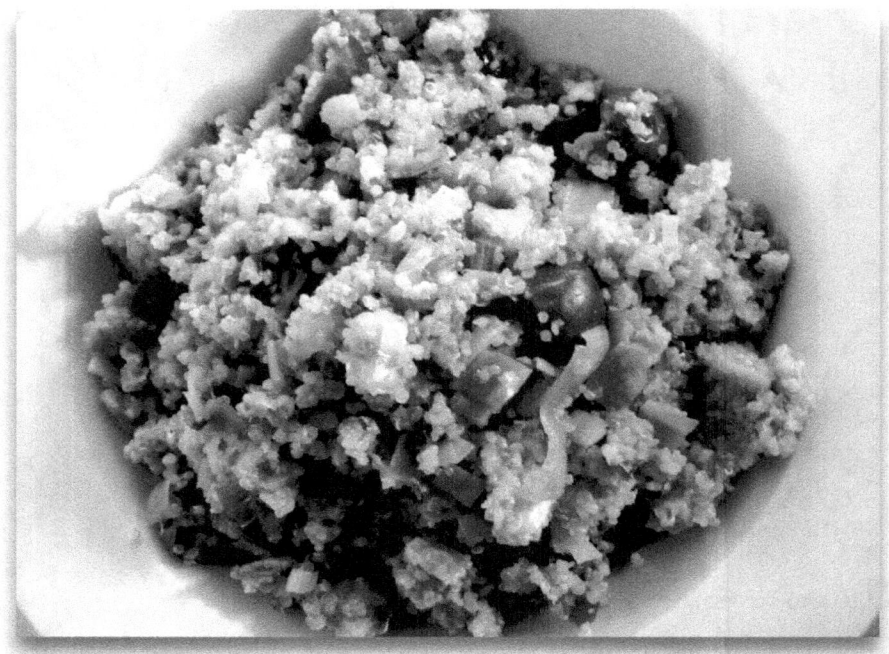

MITTAGESSEN - CREMIGER QUINOA MIT TOFU

Zutaten für eine Portion:

- 100 - 150 g gekochter Quinoa (oder eine andere Getreidesorte)
- 50 g Seidentofu
- 1 Esslöffel Sesamöl
- 1 Stange Lauch
- 1 Frühlingszwiebel
- ¼ Teelöffel Kreuzkümmel
- Muskatnuss
- Pfeffer
- Meersalz
- 8-10 Kirschtomaten
- 1 Teelöffel weißer Balsamicoessig

- 6 Esslöffel heißes Wasser
- 1 Messerspitze Paprika Edelsüß
- 3 Esslöffel Sojasahne

Lauch und Frühlingszwiebel waschen und in feine Ringe schneiden. Sesamöl in einer Pfanne erhitzen und die Ringe darin glasig dünsten. Mit Kreuzkümmel, Muskatnuss, Pfeffer und Salz bestäuben und die halbierten Kirschtomaten zufügen. Mit Balsamicoessig und heißem Wasser ablöschen, Paprikapulver darüber stäuben und das Ganze etwa 5 Minuten bei sanfter Hitze dünsten.

In der Zwischenzeit den Seidentofu gründlich in einem Sieb abtropfen lassen und in kleine Würfel schneiden.

Quinoa untermischen und erwärmen. Zuletzt die Sojasahne und den Seidentofu unterheben. Nach Bedarf noch ein wenig mit Pfeffer und Salz nachwürzen.

MITTAGESSEN - HIRSE-GEMÜSEPFANNE MIT SOJASPROSSEN

Zutaten für eine Portion:

- 100 - 150 g gekochte Hirse (oder eine andere Getreidesorte)
- 1 kleine Zucchini
- 1 kleine Möhre
- 1 Esslöffel Olivenöl (kaltgepresst)
- 2 Knoblauchzehen
- Cayennepfeffer
- 50 g Brennnesseln
- Meersalz
- 50 g frische Mungbohnensprossen
- Paprikapulver

Zucchini in Scheiben schneiden, Möhre schälen und in Streifen schneiden, Knoblauch schälen und fein hacken. Brennnessel heiß abwaschen, Stängel entfernen und grob hacken.

Olivenöl in einer Pfanne erhitzen und Zucchini, Möhren und Knoblauch darin kräftig anbraten. Mit etwas Cayennepfeffer und Salz würzen und das Ganze etwa 5 Minuten schmurgeln lassen. Dann die Brennnessel, die Sojasprossen und 3 Esslöffel heißes Wasser dazu geben und mit Paprikapulver bestäuben. Ständig umrühren, bis die Brennnessel zusammengefallen und die Sprossen ein wenig weich geworden sind. Nun die Hirse unterrühren und erwärmen. Nach Wunsch noch einmal mit Pfeffer und Salz abschmecken.

Anstatt der Brennnessel kann man auch Spinat oder Mangold verwenden.

MITTAGESSEN - HIRSE EXOTISCH

Zutaten für eine Portion:

- 100 - 150 g gekochte Hirse (oder eine andere Getreidesorte)
- 1 Esslöffel Sesamöl
- 1 rote Paprika
- 1 rote Zwiebel
- 1 Esslöffel frisch geriebener Ingwer
- ¼ Teelöffel Kardamom
- ¼ Teelöffel Kreuzkümmel
- Sojasoße
- 1 Teelöffel Tomatenmark
- 50 g Sojasprossen
- 4 Esslöffel heißes Wasser
- 1 Messerspitze Bockshornkleesamen

Paprika und Zwiebel würfeln und in Sesamöl 2-3 Minuten andünsten. Ingwer, Kardamom und Kreuzkümmel dazu geben und so lange anbraten, bis die Gewürze zu duften beginnen. Nun leicht mit Sojasoße würzen und mit Tomatenmark und heißem Wasser aufgießen. Gemüse weich dünsten. Dann die Sprossen und den Bockshornkleesamen dazu geben. Zuletzt die Hirse locker unterheben.

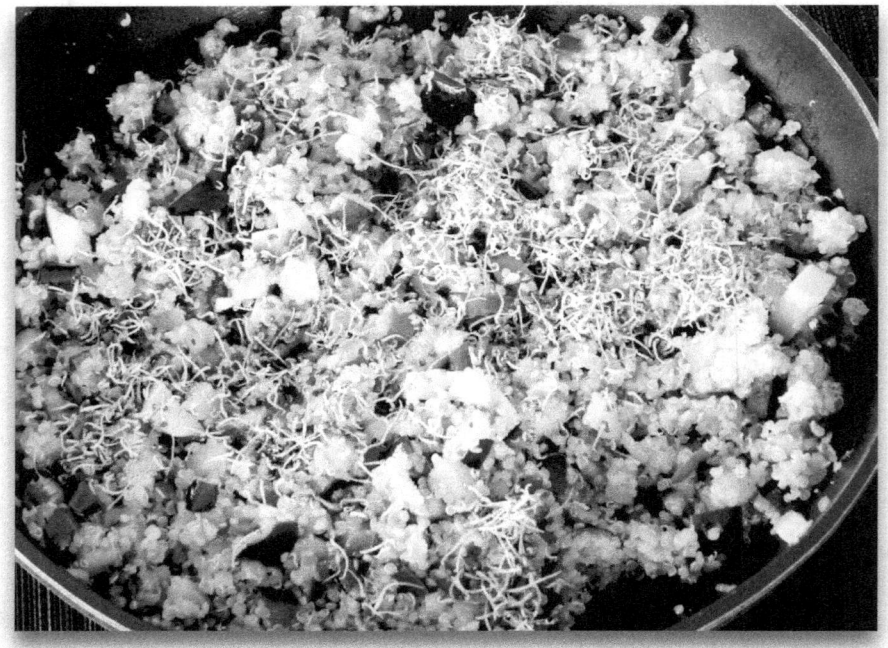

MITTAGESSEN - MEDITERRANES QUINOA-GEMÜSE

Zutaten für eine Portion:

- 100 g gekochter Quinoa (oder eine andere Getreidesorte)
- 2 Esslöffel Olivenöl (kaltgepresst)
- je 5 Esslöffel gewürfelte rote Paprika, Zucchini und Aubergine
- ½ Avocado
- 1 kleine Schalotte
- 2 Knoblauchzehen
- Pfeffer & Meersalz
- 2 Teelöffel Zitronensaft
- 2 Esslöffel Alfalfa-Sprossen
- 3 Stengel frischer Thymian

Schalotte und Knoblauch schälen und fein hacken. In dem Olivenöl zusammen mit den Zucchini- und Auberginenwürfeln goldgelb anrösten, leicht salzen. Dann den Zitronensaft und die abgezupften Thymian-Blättchen dazu geben und anbraten, bis die Flüssigkeit fast ganz verdampft ist. Nun die gewürfelten Paprika dazu geben und weitere 5 Minuten bei niedriger Hitze dünsten. Gekochten Quinoa unterheben und erwärmen. Vom Herd nehmen und die gewürfelte Avocado unterheben. Noch einmal mit Pfeffer und Salz abschmecken und zum Schluß die Alfalfa-Sprossen darüber streuen.

MITTAGESSEN - QUINOA INDISCH

Zutaten für eine Portion:

- 100 - 150 g gekochter Quinoa (oder eine andere Getreidesorte)
- 1 kleine rote Paprika & 1 kleine Möhre
- 1 kleine Mango
- 1 Esslöffel geröstetes Sesamöl
- 1 Teelöffel mildes Curry-Pulver
- 1 Teelöffel Gomasio
- 4 Esslöffel gekochte Kichererbsen oder Kidneybohnen
- 1 Teelöffel abgeriebene Limetten-oder Zitronenschale
- 1 Messerspitze Kurkuma
- 2 Esslöffel Sojasahne

Paprika, Möhren und Mango fein würfeln. Die ersten beiden Zutaten in dem Sesamöl anrösten. Mit Curry und Gomasio bestreuen und etwa 5 Minuten weich dünsten. Gekochte Kichererbsen, Limetten-Schale, Kurkuma und Mango dazu geben und alles gut verrühren. Nun den Quinoa unterheben und alles noch einmal kurz erwärmen. Mit einem Klecks Sojasahne servieren.

MITTAGESSEN - THAI-GETREIDE-PFANNE MIT GRÜNEM SPARGEL

Zutaten für eine Portion:

- etwa 100 g gekochtes Getreide
- 4-5 Stangen frischer grüner Spargel
- 1 kleine Möhre
- 5-6 Streifen rote Paprika
- 100 ml Kokosmilch
- 1 Esslöffel Kokosöl
- 1 Teelöffel Palmhonig oder Agavendicksaft
- ½ Stange Lauch
- ½ Teelöffel geriebener Ingwer
- ½ kleine Chilischote
- 1 Esslöffel Gomasio
- ½ Teelöffel Tomatenmark
- 30 g gemischte Sprossen
- ½ Teelöffel Kurkuma

Vom Spargel die unteren Enden abschneiden, das untere Drittel bei Bedarf schälen und in gleich große Stücke schneiden. Möhren in Streifen, Lauch in feine Ringe schneiden. Kokosöl erhitzen. Spargelstücke mit Möhren, Lauch, Ingwer, Chilischote und Gomasio kräftig anbraten. Tomatenmark, Kurkuma, Palmhonig und Kokosmilch dazu geben. Dann Paprika dazu geben und das Ganze kräftig 3-5 Minuten aufkochen. Nun den Reis untermischen, noch einmal mit Gomasio abschmecken und ganz zum Schluß die Sprossen unterheben.

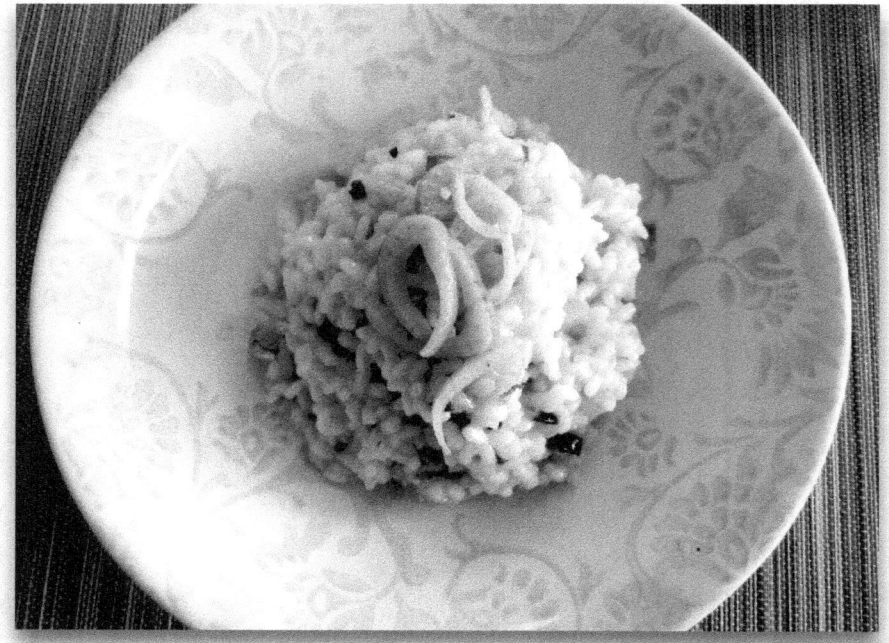

MITTAGESSEN - FENCHEL-SHIITAKE RISOTTO

Zutaten für 4 Portionen:

- 1 große Fenchelknolle
- 500 g Risottoreis
- 30 g getrocknete Shiitake-Pilze
- 2 kleine Schalotten
- Pfeffer & Muskatnuss
- ½ Bund Schnittlauch
- Meersalz
- Saft einer halben Zitrone
- 1 Messerspitze Kurkuma
- etwa 1100 ml Gemüsebrühe
- etwa 20 ml Olivenöl

Fenchelknolle waschen und trocken tupfen. Das Grün abschneiden und anderweitig verwenden (daraus lässt sich zum Beispiel ein lecker Tee kochen...). Knolle vierteln, harten Strunk herausschneiden und den Rest in feine Streifen schneiden. Mit zwei Esslöffeln Olivenöl marinieren, leicht pfeffern und salzen und im Backofen unter dem Grill etwa 20 Minuten rösten, dabei regelmäßig wenden, damit der Fenchel nicht anbrennt.

In der Zwischenzeit Gemüsebrühe in einem Topf erhitzen, getrocknete Shiitake-Pilze in Würfel schneiden und in der heißen Brühe einweichen.

Schalotten fein hacken. Reis waschen und abtropfen lassen. Schnittlauch fein hacken.

Restliches Öl in einem großen Topf erhitzen und Schalotten darin 2-3 Minuten anschwitzen. Reis dazu geben und so lange dünsten, bis die Reiskörner leicht durchsichtig werden. Eine Prise Meersalz, Zitronensaft und Kurkuma dazu geben und mit ¼ der heißen Gemüse-Pilzbrühe ablöschen. Gut verrühren, Herd kleiner stellen und Gemüsebrühe unter ständigem Rühren einkochen lassen, damit sich die Stärke aus dem Reis lösen kann. So lange wiederholen, bis die komplette Gemüsebrühe mit den eingeweichten Shiitake-Pilzen verbraucht ist und der Reis eine cremige Konsistenz bekommt. (Das dauert 25-30 Minuten je nach Reissorte).

Der Reis ist gar, wenn die Körner innen noch bissfest sind und außen schön weich. Risotto vom Herd nehmen und den fein gehackten Schnittlauch einarbeiten. Dann mit Pfeffer, Muskat und etwas Meersalz abschmecken. Zusammen mit dem gerösteten Fenchel anrichten.

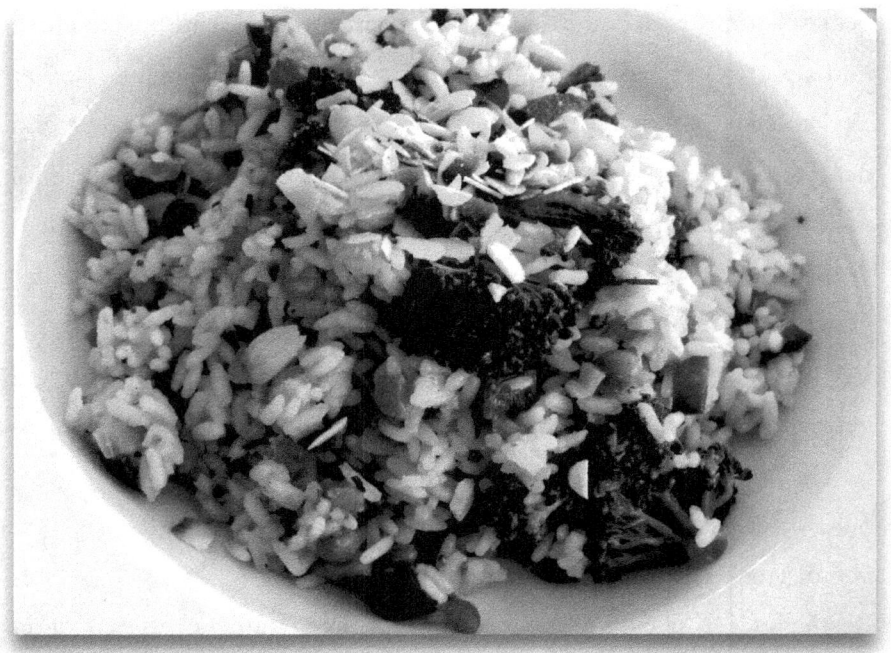

MITTAGESSEN - MANDEL-GEMÜSEREIS

Zutaten für eine Portion:

- etwa 100 g gekochter Basmati- oder Vollkornreis
- 1 Schalotte
- 1 Knoblauchzehe
- Pfeffer, Meersalz
- einige Stängel frische Petersilie
- 1 Teelöffel abgeriebene Zitronenschale
- 1 großer Stängel Rosmarin
- 2 Esslöffel heißes Wasser
- 100 g Brokkoli-Röschen
- 1 kleine Möhre
- ½ rote Paprika
- 4 Esslöffel frische Erbsen

- 1 Esslöffel Olivenöl
- 1 Esslöffel geröstete Mandelblättchen

Möhre und Paprika fein würfeln und zusammen mit Brokkoli, den Erbsen und dem Rosmarin im Dampfgartopf etwa 8 Minuten dünsten (das Gemüse sollte noch knackig sein). In der Zwischenzeit Zwiebel und Knoblauch ebenfalls fein hacken und in etwas Olivenöl glasig dünsten. Leicht mit Salz bestäuben, dann Zitronenschale, gehackte Petersilie und heißes Wasser dazu geben. Nun vorsichtig das gedünstete Gemüse und den gekochten Reis unterheben (Rosmarinzweig entfernen). Mandeln trocken in einer Pfanne anrösten und über den Gemüsereis geben.

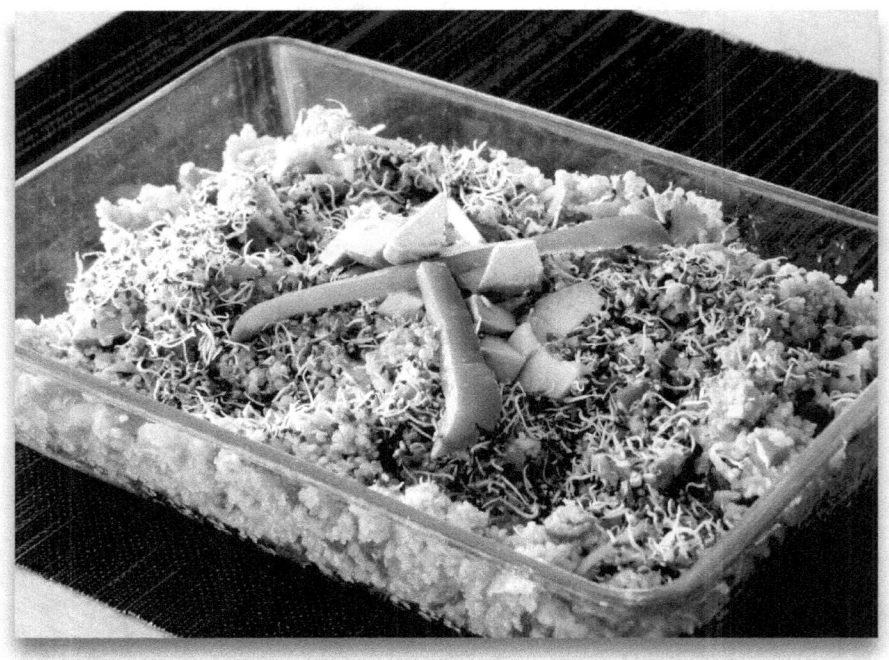

MITTAGESSEN - QUINOA-AVOCADO-SALAT

Zutaten für eine Portion:

- 100 g gekochter Quinoa (oder auch eine andere Getreidesorte)
- 1 Avocado
- 1 Stange Sellerie
- 1 kleine rote Paprika
- 1 mittelgroße Zwiebel
- Cayennepfeffer & Meersalz
- 2 Esslöffel Balsamicoessig
- 2 Esslöffel Alfalfa-Sprossen
- Kurkuma
- 1 Esslöffel Olivenöl (kaltgepresst)
- 1 Teelöffel Agavendicksaft

Sellerie in feine Streifen schneiden, Paprika und Zwiebel würfeln. Alles zusammen in einer Pfanne im Olivenöl anbraten, bis die Zwiebeln glasig sind. Leicht salzen und vom Herd nehmen. Balsamicoessig mit 2 Esslöffel warmem Wasser und Agavendicksaft verrühren und mit dem Quinoa unter das Gemüse heben. Noch einmal mit Cayennepfeffer und Salz abschmecken und mit den Sprossen garniert lauwarm servieren.

MITTAGESSEN - TABBOULEH MIT PETERSILIE

Zutaten für eine Portion:

- 100 - 150 g gekochtes Getreide
- 150 g reife Tomaten
- 1 Bund Petersilie
- ¼ Teelöffel Paprika Edelsüß
- 1 Esslöffel Olivenöl
- 1 Frühlingszwiebel
- ½ Bund Minze
- Pfeffer und Meersalz
- 6-8 Esslöffel Zitronensaft

Tomaten mit heißem Wasser überbrühen, Haut abziehen, Kerne entfernen und in kleine Würfel schneiden. Petersilie waschen und fein hacken. Tomaten und Petersilie mischen und mit Paprikapulver bestäuben. Olivenöl und Getreide sowie fein gehackte Zwiebeln und Minze unterheben. Mit Pfeffer, Salz und Zitronensaft abschmecken und vor dem servieren mindestens 1 Stunde durchziehen lassen.

MITTAGESSEN - QUINOA MIT THAI-GEMÜSE

Zutaten für eine Portion:

- 50 g Quinoa
- 100 g Möhren
- 50 ml Kokosmilch
- 2 Esslöffel Zuckermais
- ½ rote Paprika
- 1 Teelöffel Honig
- 1 Prise Chilipulver
- Meersalz
- 50 g Brokkolisprossen
- ¼ Teelöffel Kurkuma
- ½ Teelöffel Ghee oder kaltgepresstes Öl

Quinoa auf ein Sieb geben, mit heißem Wasser abspülen und abtropfen lassen. Gut 100 ml Wasser mit Salz in einem Topf aufkochen. Quinoa dazu geben und bei mittlerer Hitze mit Deckel 10-12 Minuten garen. Wenn das Wasser fast komplett aufgesaugt ist, Herd ausschalten und Quinoa bei geschlossenem Topfdeckel weitere 10 Minuten ausquellen lassen.

Möhren würfeln, Paprika in Stücke schneiden. Öl erhitzen, Möhrenraspel und Paprika kurz darin anbräunen und mit der Kokosmilch ablöschen. Zugedeckt etwa 3 Minuten köcheln. Mais zugeben und weitere 2 Minuten köcheln. Mit Honig, Chili, Salz abschmecken. Sprossen unterheben und mit Kurkuma bestäuben. Quinoa zum Gemüse servieren.

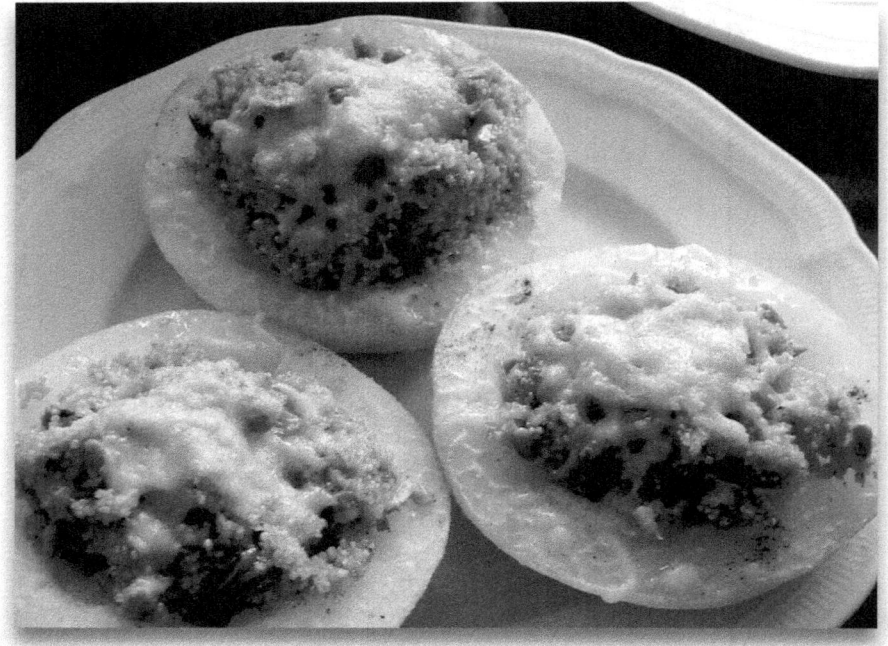

MITTAGESSEN - GEFÜLLTE KOHLRABI

Zutaten für 4 Portionen:

- 2 große Kohlrabi
- 200 g Hirse
- 2 kleine Zwiebeln
- 2 Möhren
- 200 g Knollensellerie
- 100 g Sonnenblumenkerne
- ca. 750 ml Gemüsebrühe
- 1 Knoblauchzehe
- Pfeffer & Meersalz
- einige Blättchen Petersilie
- Paprika Edelsüß

Kohlrabi schälen und halbieren. Aus der Mitte mit einem spitzen Messer oder mit einem Melonen-Ausstecher ein wenig Fleisch herausholen. Kohlrabi-Hälften in siedendes Salzwasser geben und 15 Minuten vorgaren.

Hirse in 400 ml Wasser etwa 12 Minuten vorgaren und bei geschlossenem Topf ausquellen lassen.

Zwiebel, Möhren, Sellerie, Kohlrabi-Reste vom aushöhlen und Knoblauch sehr fein hacken und in einer tiefen Pfanne mit 100 ml Gemüsebrühe 3 Minuten andünsten. Dann die Hirse dazu geben und mit Pfeffer und Salz abschmecken. Kleingehackte Petersilie und eine Messerspitze Paprikapulver dazu geben und alles kurz gut vermischen.

Kohlrabi-Hälften in eine Auflaufform geben mit dem Gemüse füllen. Form mit der restlichen Gemüsebrühe aufgießen und im Ofen bei etwa 200° etwa 30 – 40 Minuten backen. Die Kohlrabi sind fertig, wenn sie ganz weich sind. (Gabeltest machen!)

Gourmet-Tipp: Die letzten 5 Minuten den Herd ausschalten, jede Kohlrabi mit etwas zerbröseltem Seidentofu bestreuen und unter dem Grill gratinieren lassen.

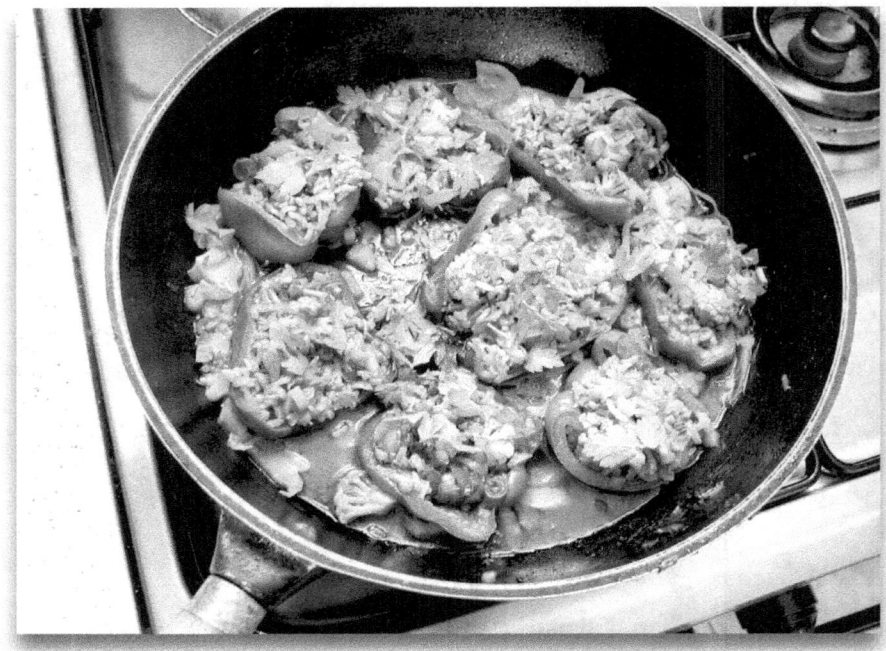

MITTAGESSEN - GEFÜLLTE PAPRIKA MIT BLUMENKOHL

Zutaten für 4 Portionen:

- 6 mittelgroße grüne Paprika

- 1 kleine Zucchini

- 250 g Blumenkohl, zerteilt in kleine Stücke

- 2 Stangen Sellerie

- 500 ml Gemüsebrühe

- 2 rote Schalotten

- 2 Knoblauchzehen

- 2 Lorbeerblätter

- 4 Esslöffel rote Linsen

- Pfeffer und Meersalz

- 1 Bund Petersilie
- 4 Artischockenböden (eingelegt)
- ca. 400 g gekochtes Getreide

Paprika putzen und halbieren. Zucchini, Schalotten und Knoblauch fein hacken, Stangensellerie in feine Streifen schneiden, Blumenkohl in kleine Röschen teilen.

Gemüsebrühe erhitzen und Sellerie darin zusammen mit Lorbeer und Linsen etwa 15 Minuten kochen, bis die Linsen langsam zerfallen. In den letzten 5 Minuten den Blumenkohl dazu geben. In ein Sieb abgießen, Brühe auffangen.

1 Esslöffel Olivenöl in einer Pfanne erhitzen, Zucchiniwürfel, Schalotten und Knoblauch darin scharf anbraten mit 6 Esslöffel der Gemüsebrühe aufgießen und mit Salz und Pfeffer abschmecken.

Petersilie grob hacken und die Hälfte unter das Gemüse rühren. Artischockenböden gut abwaschen und abtropfen lassen. Dann fein hacken und ebenfalls unterheben.

Nun das Getreide und Blumenkohl-Sellerie-Linsenmischung dazu geben. Nochmals mit Pfeffer und Salz abschmecken und in die Paprikahälften füllen.

Restliche Gemüsebrühe in eine Pfanne gießen, die gefüllten Paprikahälften in den Sud setzen und bei geschlossenem Deckel und niedriger Hitze auf dem Herd 10-15 Minuten garen lassen.

Vor dem Servieren mit der restlichen Petersilie bestreuen.

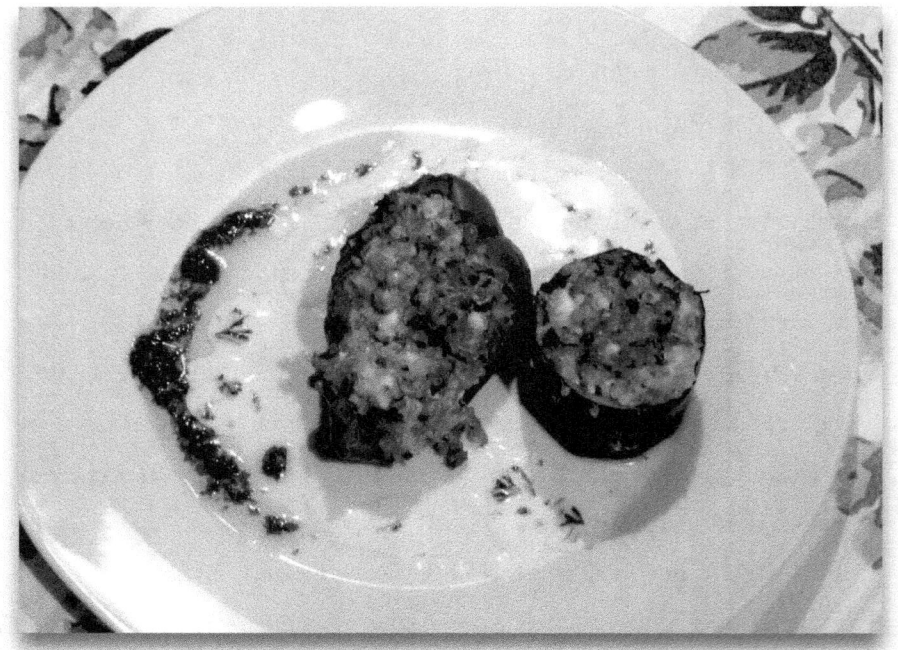

MITTAGESSEN - GEFÜLLTES GEMÜSE MIT QUINOA UND TOFU

Zutaten für 4 Portionen:

- 150 g Quinoa

- 2 rote Zwiebel

- 2 Knoblauchzehe

- Muskatnuss

- Pfeffer

- Meersalz

- 1 Esslöffel Aceto balsamico blanco

- 2 Esslöffel fein gehackte Petersilie

- 3 Esslöffel fein gehacktes Basilikum

- 1 Stängel Rosmarin

- 200 g mediterraner Tofu (gibt es zum Beispiel von Taifun)

- 40 g geröstete Pinienkerne
- 1 dicke Zucchini
- 4 kleine rote Paprika
- 1/2 Teelöffel Kuzu
- 200 ml Hafersahne

Quinoa mit 300 ml Wasser aufsetzen und etwa 15 Minuten kochen. Bei geschlossenem Topfdeckel mindestens 10 weitere Minuten quellen lassen. 1 rote Zwiebel & 1 Knoblauchzehe fein hacken und in Olivenöl andünsten, leicht salzen mit Balsamico blanco ablöschen. Tofu zerbröseln und mit 2 EL fein gehacktem Basilikum und den gerösteten, fein gehackten Pinienkernen unter den gekochten Quinoa heben. Mit Pfeffer und Salz abschmecken.

Zucchini waschen und in 3 cm lange Stücke schneiden und aushöhlen (Boden stehen lassen), rote Paprika halbieren und säubern. Gemüse 5-8 Minuten in kochendem Wasser blanchieren.

Dann mit Quinoa-Tofu-Füllung auffüllen, mit Olivenöl beträufeln und bei 200° 8-10 min im Backofen backen.

Während das Gemüse im Ofen gart, 1 rote Zwiebel und 1 Knoblauchzehe sehr fein würfeln und in Olivenöl anschwitzen. Mit Hafersahne aufgießen. Muskatnuss, Pfeffer, Salz zum würzen verwenden. Dann frische Kräuter unterrühren. Evtl. mit Kuzu ein wenig andicken und zum Gemüse servieren.

Wer mag, kann das Gemüse vor dem servieren außerdem noch mit ein wenig Basilikumpesto beträufeln."

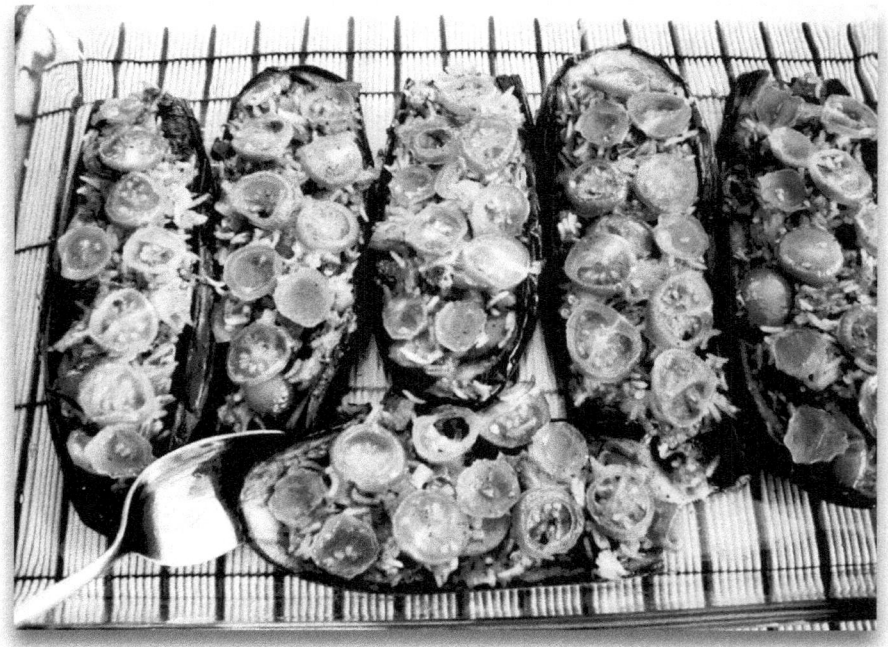

MITTAGESSEN - GEFÜLLTE AUBERGINEN ARABISCH

Zutaten für 4 Portionen:

- 4 mittelgroße Auberginen
- 2 Zwiebeln
- 1 rote türkische Paprika
- Olivenöl
- ca. 300 g gekochter Reis oder Hirse
- ½ Bund Minze
- 3 Knoblauchzehen
- ½ Teelöffel Kreuzkümmel
- ½ Bund frischer Koriander
- 1 Prise Cayennepfeffer oder 1 Messerspitze Harissa
- Meersalz

- 200 g Kirschtomaten
- ¼ Teelöffel getrockneter Oregano

Auberginen von außen mit etwas Olivenöl einreiben, einzeln in Alufolie wickeln und im Backofen etwa 45 Minuten bei 200 Grad garen. Aus dem Ofen nehmen, halbieren und vorsichtig aushöhlen. Auberginenhälften im ausgeschalteten Ofen warm halten.

In der Zwischenzeit das gekochte Fruchtfleisch fein hacken und mit Zwiebeln und Knoblauch in 2 Esslöffel Olivenöl knusprig anbraten. Mit Kreuzkümmel und Harissa würzen. Dann den Reis unterheben und das Ganze kräftig mit Salz abschmecken.

Kirschtomaten waschen und halbieren. Die Hälfte davon fein hacken und unter den Reis mischen. Oregano, fein gewürfelte Paprika, gehackter Koriander und Minze untermischen und das Ganze in die ausgehöhlten Auberginenhälften füllen.

Restliche Kirschtomatenhälften leicht salzen und auf den Auberginen verteilen. 2-3 Minuten unter dem Grill erhitzen und direkt servieren.

ABENDESSEN - WEISSKOHL-GETREIDESUPPE

Zutaten für 4 Portionen:

- ½ kleiner Kopf Weißkohl
- 1 rote Paprikaschoten
- 3 mittelgroße Möhren
- ½ Staudensellerie
- 2 kleine Zwiebeln
- 2 Esslöffel Olivenöl
- 2 l Gemüsebrühe
- ½ Bund Lauchzwiebeln
- 60 g Ingwerknolle
- 10 g getrocknete Kombualgen
- 8 Esslöffel Sojasoße
- 2 Fleischtomaten
- 150 g frische Mungbohnensprossen
- je ½ Bund Petersilie & Thai-Basilikum
- Kurkuma
- 200 g gekochtes Getreide

Gemüse putzen und in feine Streifen schneiden, Tomate unter heißem Wasser abspülen, Haut abziehen und fein würfeln, Ingwer schälen und fein reiben. Algen in warmem Wasser aufweichen und in sehr feine Streifen schneiden. Petersilie und Thai-Basilikum fein hacken.

Olivenöl in einem großen Topf erhitzen. Weißkohl, Möhren, Sellerie,

Zwiebeln, Ingwer darin kurz anbraten. 4 Esslöffel Sojasauce sowie die gewürfelten Tomaten dazu geben, mit Kurkuma bestäuben und mit Brühe aufgießen. Zugedeckt mindestens 20 Minuten sanft köcheln lassen, dabei ab und zu umrühren. Dann erst Paprika und Lauchzwiebeln zufügen und bei ganz kleiner Flamme 5 Minuten ziehen lassen. Mit restlicher Sojasauce abschmecken. Algen unterrühren und Suppe mit Sprossen und gehackten Kräutern bestreut servieren. Pro Portion 50 g gekochtes Getreide unterrühren.

ABENDESSEN - KRAFTSÜPPCHEN MIT GETREIDE

Zutaten für 2 Portionen:

- 3-4 Möhren
- ½ Knolle Sellerie
- ½ Stange Porree
- 2-3 Scheiben frischer Ingwer
- ½ Teelöffel Meersalz
- 50 g gekochte Kichererbsen
- 1 Bund Petersilie
- ¾ Liter warmes Wasser
- 50 g Getreide

Möhren, Sellerie und Porree klein schneiden und zusammen mit Ingwerscheiben, Kichererbsen, Meersalz, gehackter Petersilie in warmem Wasser aufsetzen. Das Ganze mindestens zwei Stunden kochen lassen (je länger, desto energiereicher). Suppe durch ein Sieb gießen und noch einmal aufkochen. Getreide dazu geben und in der Suppe weich garen.

ABENDESSEN - MÖHRENESSENZ MIT GETREIDE

Zutaten für 4 Portionen:

- ½ Bund Zitronenthymian
- 1 kg frische Möhren
- 2 Stangen Staudensellerie
- 1 Esslöffel körnige Gemüsebrühe (ohne Geschmacksverstärker)
- 1 Stange Porree
- 3 cm langes Stück frischer Ingwer
- 4 Lorbeerblätter
- 1 Liter Wasser
- Sojasoße
- Zitronensaft
- Kurkuma zum abschmecken
- 200 g gekochtes Getreide

Möhren grob raspeln, eine Möhre für Dekoration beiseite legen. Porree, Ingwer und Staudensellerie (ohne Blätter) in Stücke schneiden und zusammen mit Möhren, Lorbeerblättern ins Wasser geben. Ein wenig Sojasoße und Zitronensaft, Zitronenthymian, einen Teelöffel Kurkuma und die Gemüsebrühe dazu geben und mindestens 1-2 Stunden sanft köcheln lassen.

Dann die Suppe durch ein feines Sieb gießen und alle festen Bestandteile entfernen. Letzte Möhre in Scheiben schneiden. Möhrenessenz wieder auf den Herd stellen, Getreide zugeben und weich garen lassen. Während der letzten 5 Minuten die Möhrenscheiben dazu geben. Mit Muskatnuss und Sojasauce abschmecken. Anstatt dem Getreide kann man auch mal Grießklößchen in die Suppe geben.

ÜBER DIE AUTORIN

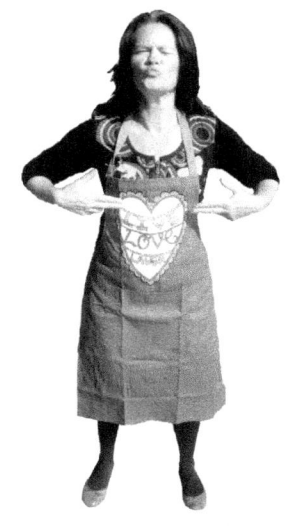

Ich liebe gutes Essen!!! Schon als kleines Mädchen schlich ich um meine Mutter in der Küche herum, während sie Mittag- oder Abendessen vorbereitete. Später in meiner ersten eigenen Wohnung habe ich angefangen, mit Essen zu experimentieren (nicht etwa, weil ich kreativ sein wollte, sondern eher, weil ich nie die richtigen Zutaten im Kühlschrank hatte...). So habe ich im Grunde mein ganzes Leben lang gekocht und es immer genossen, in der Küche zu stehen und Neues zu testen.

Allerdings lag mein Fokus beim Essen zu Beginn weniger auf gesundem Essen. Da galt eher die Devise „Hauptsache lecker!" Das änderte sich dramatisch, als ich mit Ende Zwanzig bemerkte, dass ich mich fast immer schlapp und ausgelaugt fühlte. Zuerst machte ich vor allem meine damalige stressige Arbeit als Marketing- und PR-Manager für den Energieverlust verantwortlich. Ein Besuch bei einem chinesischen Heilpraktiker brachte mich dann dazu, die Ursachen für mein körperliches Unwohlsein vor allem in meiner Nahrung zu suchen und mich mit dem Thema Ernährung vor allem aus Sicht der Chinesischen Medizin intensiv auseinander zu setzen.

Zwanzig Jahre und eine komplette Ernährungsumstellung später fühle ich mich gesünder und fitter als je zuvor. Nachdem ich um die Welt gereist bin und alle Arten von exotischen Speisen probiert habe, zog ich vor 16 Jahren mit meinem Partner und meiner Tochter in den Südwesten von Teneriffa, wo wir unter anderem auf unserer Bio-Finca Gäste willkommen heißen und auf Wunsch auch bekochen.

Nun habe ich mir vorgenommen, allen da draußen zu zeigen, dass man gesund und trotzdem megalecker essen kann. Über Kochkurse, Kuren, Rezeptsammlungen und Ernährungsberatungen teile ich mein Wissen und meine Erfahrungen mit allen, die in die Welt der gesunden Ernährung eintauchen möchten.

IMPRESSUM

Gesund & Fit zum Wunschgewicht
von Daniela Herzberg

3. Auflage 2017
1. Druckauflage 2017

Alle Rechte bei Get in Touch S.L.
Apartado de Correos 123, E-38680 Guia de Isora
Texte, Layout & Satz:
Daniela Herzberg, Get in Touch S.L.
Fotos: Luna Keller, Roger Keller, Daniela Herzberg

Haftungsausschluss: Alle Aussagen in dieser Rezeptsammlung wurden sorgfältig recherchiert. Dennoch sind Sie in der Verantwortung zu entscheiden, inwieweit Sie die Ausführungen umsetzen möchten. Weder die Autorin noch Get in Touch SL können für eventuelle Nachteile oder Schäden, die in Zusammenhang mit den Hinweisen in diesem Buch entstehen, eine Haftung übernehmen.

www.ingramcontent.com/pod-product-compliance
Lightning Source LLC
Chambersburg PA
CBHW071121280526
45787CB00003B/1130